Sitzungsberichte
der Akademie der Wissenschaften
der DDR
Mathematik – Naturwissenschaften – Technik

20 N

1977

Heinz Baufeld

Möglichkeiten und Grenzen der automatischen Laboratoriumsdiagnostik

AKADEMIE-VERLAG · BERLIN

Sitzungsberichte
der Akademie der Wissenschaften
der DDR
Mathematik — Naturwissenschaften — Technik

Jahrgang 1977 · Nr. 20/N

Heinz Baufeld

Möglichkeiten und Grenzen der automatischen Laboratoriumsdiagnostik

AKADEMIE-VERLAG · BERLIN
1977

Vortrag von Prof. Dr. sc. med. Heinz Baufeld, Leiter des Zentrallaboratoriums der Medizinischen Akademie Erfurt, vor der Klasse Medizin am 17. 2. 1977.

Herausgegeben im Auftrage des Präsidenten der Akademie der Wissenschaften der DDR von Vizepräsident Prof. Dr. Heinrich Scheel

Erschienen im Akademie-Verlag, 108 Berlin, Leipziger Str. 3–4

Lizenznummer: 202 · 100/376/77
Gesamtherstellung: VEB Druckhaus Köthen
Bestellnummer: 762 591 3 (2010/77/20/N) · LSV 2895
Printed in GDR
DDR 2.– M

Die Vertiefung der Diagnostik hat in den letzten Jahrzehnten auf dem Gebiete der Klinischen Chemie eine Steigerung sowohl der möglichen Untersuchungsverfahren als auch der Gesamtzahl der Analysen mit sich gebracht. Ob damit immer auch eine Verbesserung der ärztlichen Diagnostik erreicht wurde, sei hier nur am Rande gefragt. Auf jeden Fall haben die erweiterten technischen Möglichkeiten auch ihren Anteil an der Erhöhung der Unterschungszahlen. Zugrunde liegt natürlich die Anforderung des Arztes, der vom Laboratorium möglichst objektive Werte als Beitrag zu seiner Diagnostik zu erhalten wünscht. Im ganzen gesehen setzt diese Entwicklung mit der Einführung von Fotometern in die Klinische Chemie und mit der dadurch gegebenen Möglichkeit zur Erarbeitung von Mikromethoden ein. Beispielsweise arbeiten wir in unserem Labor 37% der Methoden und 63% aller Analysen mit Hilfe fotometrischer und flammenfotometrischer Verfahren ab. Der Rest der Analysenzahlen fällt in Höhe von 23% auf die Hämatologie, bei der sich mit Zählgeräten ein Teil dieser Untersuchungen verwirklichen läßt. 14% der Analysen sind chemische Bestimmungen anderer Art.

Es ist einzusehen, daß bei der Steigerung der Analysenzahlen ein erheblicher manueller Aufwand für die Vorbereitung bis zur Messung notwendig ist. Diesen Aufwand kann man mit Hilfe von Geräten verringern; wir sprechen dann von einer Mechanisierung der Vorbereitungsarbeiten, beispielsweise mit Dispensern und Dilutern. Wenn man den Schritt weitergeht und auch die Probenzuführung zu einem Meßgerät, meist also zum Fotometer, mechanisiert und die Messung in einem bestimmten, vorgegebenen Takt vornehmen läßt, wird das ganze Untersuchungsverfahren vollmechanisiert. Landläufig spricht man hier schon von einem Analysenautomaten, der aber im strengen Sinne erst dann ein wirklicher Automat ist, wenn auch noch die Errechnung der Werte, ihr Ausdruck und möglichst auch die Rückübermittlung an den Anforderer mit Hilfe von Rechengeräten vorgenommen werden. Solche Vollautomaten sind seit rund 20 Jahren auf dem Weltmarkt, und es haben sich verschiedene Typen in den klinisch-chemischen Laboratorien bewährt. Die Automatisation kann einmal in einem kontinuierlichen Zufluß von Reagenzien bzw. zwischengeschalteter Spüllösung mit rhythmisch gesteuertem Zufluß der zu untersuchenden Proben vorgenommen werden. Man bezeichnet einen solchen Automaten als Durchfluß-Automaten. Die zweite Möglichkeit besteht darin, diskontinuierlich, zeitgesteuert mittels einzelner Pumpen die zu untersuchende Körperflüssigkeit mit den Reagenzien zusammenzubringen und sie dann in eine Meßküvette zu übernehmen, in der die Messung erfolgen kann. Diese diskontinuierlichen Automaten können so gesteuert werden, daß sie auch noch die Analysenmethode, die für die entsprechende Körperflüssigkeit gefordert ist, auswählen. Damit ist ein diskreter Automat gegeben. Abwandlungen sind beispielsweise durch Einsatz spezieller Reagenz-Packungen möglich, wie sie in dem ACA-Automaten der Firma Du Pont eingeführt sind. In diese Reagenzien-Packungen aus Kunststoff wird die zu prüfende Lösung, also Blut oder Serum, eingegeben und vom Automaten dann innerhalb des Kunststoff-Beutels verarbeitet und auch noch gemessen, indem der Beutel selbst zur Küvette umgeformt wird. Dieser Automat ist besonders auch in Nacht- und Sonntagsdiensten brauchbar, doch sind die Kosten für die Reagenzien-Beutel hoch.

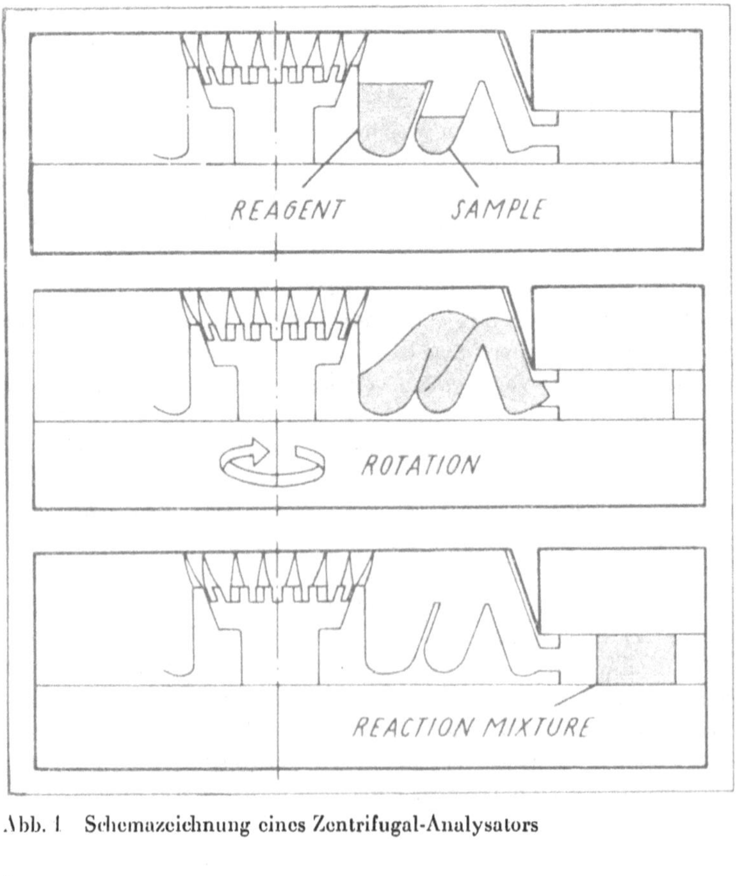

Abb. 1 Schemazeichnung eines Zentrifugal-Analysators

Aus den Erfahrungen der Raumfahrt übernommen, ist in neuerer Zeit eine dritte Form von Automaten auf dem Markte, die mittels Analysenzentrifugen arbeitet. Die aus einem Hersteller-Prospekt übernommene Abb. 1 zeigt schematisch den Vorgang: In einem Zentrifugenteller finden sich Vertiefungen für die zu untersuchende Flüssigkeit und für die Reagenzien. Bei steigender Drehzahl fließen die Lösungen ineinander und nach der chemischen Reaktion weiter in eine Küvette, in der während der Zentrifugation die Messung erfolgt. Diese Automaten haben den Vorteil des besonders kleinen Bedarfs an Untersuchungsgut und Reagenzien. Sie arbeiten sehr schnell, erfordern aber andererseits hohen elektronischen Aufwand zur Erkennung und Berechnung der Ergebnisse. Da auch kinetische Analysen möglich sind, sind die Zentrifugal-Analysatoren fast universell einsetzbar.

Diese drei grundsätzlichen Typen von Analysenautomaten sind, wie gesagt, in den klinisch-chemischen Laboratorien eingeführt. Bei uns wird vom VEB Prüfgerätewerk Medingen in Freital ein Durchfluß-Automat geliefert, der allerdings bisher weder einen brauchbaren und allseits eingeführten Rechnerzusatz noch die Möglichkeit zur direkten Übernahme auf einen Kleinrechner als Laborrechner bietet. Die Abb. 2 zeigt einen Blick in unseren Automaten-Saal, in dem solche Durchfluß-Automaten stehen.

Bisher wurde von Analysengeräten ausgegangen, die mit einem „Kanal" eine bestimmte Methode erarbeiteten. Es gibt die Möglichkeit, mehrere solche Kanäle zu einem großen System zusammenzuschließen, und so laufen bei im Handel

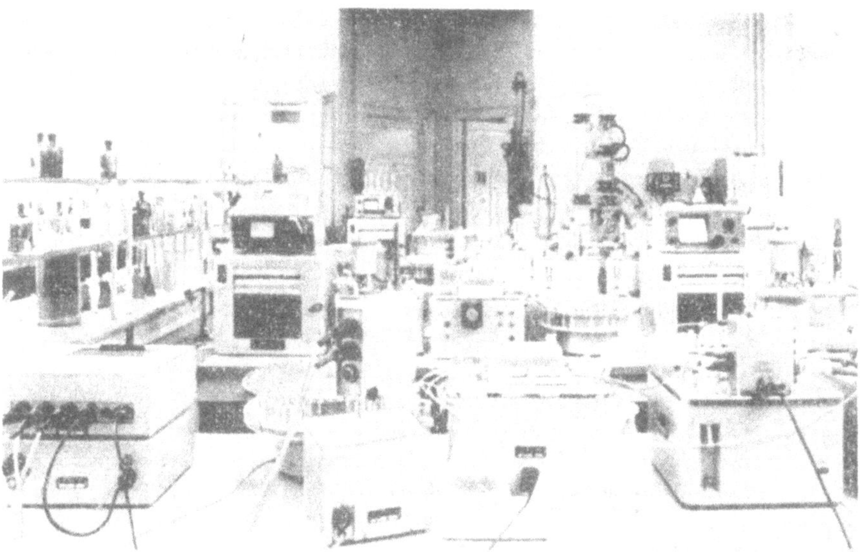

Abb. 2 Blick in Durchfluß-Automatensaal

befindlichen Durchfluß-Automaten 12 und mehr verschiedene Verfahren gleichzeitig ab. Bei den diskontinuierlichen Automaten gibt es Systeme, die in der Lage sind, weit über 20 Verfahren gleichzeitig abzuarbeiten. Es ist selbstverständlich, daß bei den Zentrifugen-Analysatoren die Zahl der Proben durch die Größe des Analysen-Tellers sehr hoch sein kann und deshalb gleichzeitig noch mehr Untersuchungen möglich sind.

Eine Untersuchung innerhalb des Analysen-Systems braucht natürlich Zeit entsprechend dem chemischen Vorgang. Diese Zeiten sind je nach Methode unterschiedlich lang. Beispielsweise können wir an unserem Glukose-Automaten nach etwa vier Minuten das Ergebnis ablesen, während der Kreatinin-Automat rund 17 Minuten braucht. Daraus ergibt sich, daß die Schnelligkeit eines Mehrkanal-Automaten und damit der Durchsatz an Proben pro Stunde immer von der langsamsten Methode abhängig ist. Im allgemeinen kann man bei unseren Durchfluß-Automaten damit rechnen, daß etwa 40 bis 60 Untersuchungen in einem Kanal möglich sind. Bei einem Vierfach-Automaten wären das also etwa 240. Steigere ich die Anzahl der Kanäle, beispielsweise bei einem diskontinuierlichen schwedischen System auf 24, dann würden pro Stunde bei einem Durchsatz von 40 Proben pro Kanal 960, also rund 1000 Untersuchungen möglich sein. Nun darf man sich hinsichtlich der Leistungsfähigkeit des Automaten für Massenuntersuchungen durch diese Zahlen nicht täuschen lassen; denn in Wirklichkeit werden pro Stunde nur 40 Seren von Einzelpersonen untersucht, allerdings mit 24 verschiedenen Methoden: dies trifft bisher für alle Automaten zu. Diskret-Automaten, die ein gefordertes Verfahren selbst aussuchen, lassen die Kanäle aus, aus denen Analysen nicht gefordert werden. Hier spart man Reagenzien und Blut, verringert allerdings die Anzahl der stündlichen Untersuchungen.

Ein sehr gutes Beispiel für einen besonders leistungsfähigen diskontinuierlichen und diskreten Vollautomaten ist der GREINER-Automat aus der Schweiz. Bei ihm wird das ganze System mit der Anforderungs-Karte gesteuert und am Ende auch das Ergebnis auf die gleiche Karte aufgedruckt.

Die Automaten-Firmen des Weltmarktes neigen in letzter Zeit dazu, mittels „modularer Systeme“, d. h. elektronischen, zweckspezifischen Bausteinen ausgerüstete Geräte zu liefern, bei denen die Rechenfunktionen unabhängig voneinander und damit havariesicherer vorgenommen werden.

Es erhebt sich natürlich die Frage, ob es richtig ist, eine möglichst breite Palette von Untersuchungen aus einem Blut zu machen oder nur gezielte Verfahren durchzuführen. Es gab und gibt Verfechter eines möglichst breiten Spektrums von Untersuchungen, die bei Präventiv-Untersuchungen eine Art „Biochemischen Katasters“ ermöglichen. Ein solcher Kataster wurde zum Beispiel in einer Provinz Schwedens aufgenommen mit einem einzigen zentralisierten Labor, das mit einem Groß-Automaten ausgerüstet ist. Allerdings muß dabei bedacht werden, daß die ganze Provinz nur 110 000 Einwohner hat, die nun jährlich mit den Möglichkeiten des biochemischen Kataster-Systems untersucht werden. Kritische Stimmen gegen ein solches System gibt es genug, nicht nur aus ökonomischen Gründen. Immerhin wäre es denkbar, daß man mit einem Kataster Einblick beispielsweise in die Serumlipid-Verhältnisse während des Lebens eines Menschens bekommt und bei einem kontinuierlichen Anstieg durch ärztliche Maßnahmen in die Lebensführung eingreifen könnte. Dies sei nur ein Hinweis auf den eventuellen Nutzen des biochemischen Katasters.

Was die Möglichkeit der Untersuchungen von bestimmten vorgegebenen Analysen-„Paletten" anlangt, so sei auf die Vorarbeiten im Rahmen des Forschungsverbandes „Medizinische Diagnostik und Gesundheitsüberwachung" hingewiesen. Hier sind Vorschläge für Untersuchungen zur Diagnostik gemacht, die auf Mehrkanal-Automaten übernommen werden könnten.

Für solche Mehrkanal-Automaten ist die Auswahl der Parameter sehr bedeutungsvoll und nur in bester und vertrauensvoller Zusammenarbeit zwischen Ärzten und Geräteherstellern festzulegen. Überall in der Welt ist festzustellen, daß die Partner des Klinikers in Technik und Chemie nicht immer im Auge haben, daß die medizinische Diagnostik die wesentliche Aufgabe ist, nicht die analytische, technische Möglichkeit. Diesem arbeitet eine gemeinsame Standardisierung der Methoden auf allen Gebieten der klinischen Chemie, also nicht nur bei den Automaten, entgegen, ebenso wie die umfassende Qualitätskontrolle. Aber auch hierbei muß sich der Techniker darüber klar sein, daß wir aus biologischem Material Analysen ziehen und präanalytische Faktoren eine besondere Rolle spielen.

Die unausgewählte Palette von Untersuchungen sollte in der Klinik im allgemeinen an eine Palette ausgewählter Erst-Untersuchungen als Differential-Untersuchungen angeschlossen werden. Dadurch können verborgene Symptome aufgedeckt werden. Die Anzahl der Untersuchungen ist dabei nicht allzu groß und kann heute schon mit den zur Verfügung stehenden Geräten erfolgen.

Zur Qualitätskontrolle an Analysen-Automaten einige Worte: Systematische Fehler der Geräte müssen früh erkannt und schnell beseitigt werden können. Dies geschieht durch Zwischenschalten spezieller Standardproben. Es ist klar, daß durch die Standardproben, die ja im allgemeinen Analysengang mitlaufen, die Anzahl der Untersuchungen pro Stunde erniedrigt wird. Meist ist jeder 10. oder 11. Wert ein solcher Standardwert. Dazu kommen noch die Leerwerte und die Werte zur Aufstellung der Eichkurve. Alles dies reduziert erheblich die Anzahl der untersuchten Blute, ist jedoch unbedingt notwendig, um die Qualität der Ergebnisse zu gewährleisten.

Eine intensive Zusammenarbeit zwischen Klinik und Labor ist auch erforder-sich, um bei der Probengewinnung und dem Probentransport sowie der Zuordnung der Proben keine Fehler entstehen zu lassen. Vor allem bei der Probengewinnung ist weithin noch keine Standardisierung der Bedingungen erfolgt. Festlegungen dazu müssen unbedingt erarbeitet werden, weil es beispielsweise nicht gleichgültig ist, zu welcher Tageszeit eine Blutentnahme erfolgt.

Die ständige Kontrolle auf Qualität der Untersuchungen ist bei allen Automaten-Systemen notwendig, selbstverständlich auch bei unseren Durchfluß-Automaten. Im Fließsystem erfolgt die Mischung der Reagenzien mit den Untersuchungslösungen, und es käme entsprechend dem Fluß in einem geschlossenen Rohr zu Randverschleppungen, die man durch Zwischensaugen von Luftblasen möglichst gering hält. Die Fließprobe ist also auf zum Beispiel 50 cm Länge durch Luftblasen alle 2 cm unterteilt. Das Problem der Verschleppung wäre demnach relativ gut gelöst, auch das Wiederentfernen der Luftblasen, bevor die Lösungen in eine Durchfluß-Küvette fließen. Schwieriger in die Hand zu bekommen ist das Durchfluß-Verfahren, wenn im Reaktionsablauf eine Dialyse notwendig ist. Beispielsweise bei der Glukose-Bestimmung wird in einem Dialysator der Durchfluß der Blutverdünnung gegen einen Durchfluß von Reagenz vorgenommen. Hier kann es zu mancherlei Störungen an der zwischen beiden Flüssen liegenden Dialysenmembran kommen.

Dieses Durchflußverfahren benötigt einen ständigen Zufluß von Reagenz, wodurch es ökonomisch aufwendig wird. Es erübrigt sich, darauf hinzuweisen, daß sehr teure Reagenzien, wie sie beispielsweise in der Enzymologie üblich sind, in Durchfluß-Systemen nicht einsetzbar sind. Hierfür sind diskontinuierliche Automaten vorteilhafter.

Für die MEDINGER Durchflußautomaten ist eine Reihe von Verfahren erarbeitet, deren Vorschriften von der Lieferfirma mit verkauft werden. Es ist darüber hinaus möglich, aus den Bausteinen des MEDINGER-Systems selbst weitere Analysenverfahren zusammenzustellen. Standardisierungsbemühungen für die vom Hersteller sozusagen „garantierten" Verfahren laufen, doch sind sie abhängig von einer vorhergehenden Standardisierung der Geräteteile. Durch eine solche Standardisierung würden Bestimmungsfehler herabgedrückt, die jetzt etwa in Höhe auch der bei Handmethoden üblichen Fehler liegen, oft auch etwas darüber.

Es ist theoretisch möglich, im Laufe eines Arbeitstages mehrere Analysenmethoden auf dem gleichen Durchfluß-Automaten zu fahren, doch stellen sich hier beim Umbau und beim Neuanfahren der nächsten Methode zeitliche und personelle Hindernisse in den Weg. Deshalb ist man im allgemeinen gezwungen, für jedes spezielle Verfahren einen gesonderten Durchfluß-Automaten einzusetzen. Daraus ergibt sich wiederum, daß zur vollen Auslastung des Gerätes die Analysen-Automaten mindestens eine Arbeitsschicht, am besten noch länger, in Betrieb sind. Ein Automat, der nur stundenweise in Gang ist, lohnt im allgemeinen den Aufwand nicht. Die Arbeitskraft, die ihn in Betrieb setzt und überwacht, würde von ihm absorbiert. Wir sind jetzt in der Lage, eine Arbeitskraft für zwei bis drei Automaten einzusetzen. Sie muß die Proben eingeben, den Lauf der Automaten überwachen und am Ende für die Ergebnis-Ablesung Sorge tragen. Wenn die Automaten dann die ganze Schicht hindurch ausgenutzt werden und womöglich noch in einer zweiten Schicht, läßt sich die Einsparung an Arbeitskraft leicht errechnen. In der zweiten Schicht müßte allerdings eine gewisse „Pflegezeit" für den Automaten eingerechnet werden, die bei Mängeln im System erheblich lang sein kann. Leider waren solche Mängel in der Anlaufzeit nicht selten, und wir mußten damit rechnen, daß bis 50% der eingesetzten Automaten stillstanden bzw. daß ihre Bauteile zur Betriebsbereitschaft anderer Automaten benutzt wurden.

Als technische Geräte mit zum Teil elektronischen Bauteilen bedürfen die Analysen-Automaten einer fachlichen Wartung. Kleinere technische Mängel vermögen die medizinisch-technischen Laborassistentinnen nach Einarbeitung selbst zu beheben. Die Schaffung eines Fachschul-Ingenieurs für medizinische Labortechnik, der als Qualifikationsstufe der medizinisch-technischen Laborassistentin gelten sollte, war für erweiterte Wartungsaufgaben noch nicht optimal, weil diese Fachschul-Ingenieure nicht oder zuwenig technisch ausgebildet wurden. Sie haben eher als Chemie-Ingenieure zu gelten. Wir sind deshalb darauf angewiesen, Hochschul-Ingenieure mit spezieller Ausbildung zur Wartung der Geräte einzusetzen, zumal der Kundendienst nicht rasch und umfangreich genug Fehler beseitigen kann. Bauteile müssen zur Reparatur eingeschickt werden, was verständlicherweise zuviel Zeit erfordert. Um den Betrieb aufrechtzuerhalten, werden diese Bauteile dann aus „Reserve-Automaten" ergänzt, wenn man sie nicht selbst im Vorrat hat.

Zur vollen Ausnutzung der Möglichkeiten von Analysen-Geräten ist es notwendig, die Ergebnisse errechnen und sie schließlich auch ausdrucken zu lassen. Der bisherige Stand, daß die MTL anhand von Eichkurven die Ergebnisse selbst abliest, ist unbefriedigend. Wir sind deshalb seit mehreren Jahren dabei, die Möglichkeiten des Anschlusses der Analysen-Automaten und aller anderen in unserem Labor benutzten Geräte an das Kleinrechnersystem KRS 4200 zu erarbeiten. Abb. 3 zeigt den Kleinrechner im Rechnerraum. Damit sind wir in der

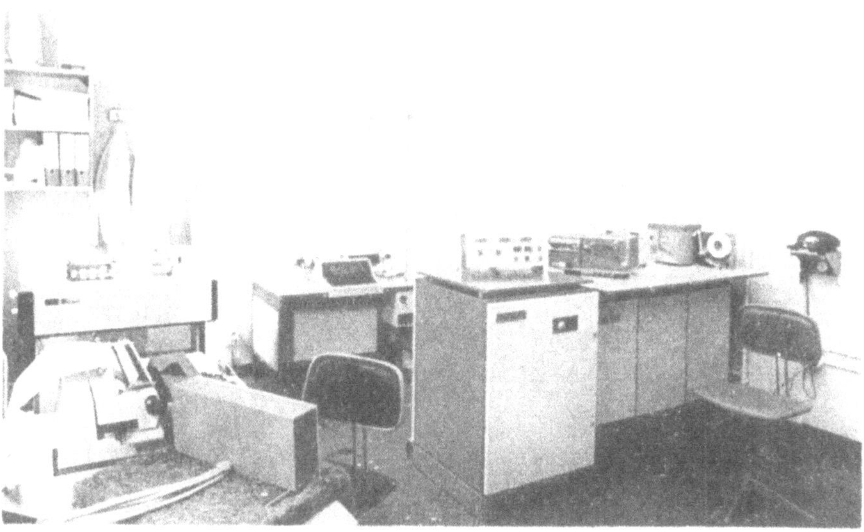

Abb. 3 Rechnerraum mit KRS 4200 (in der Mitte), Bedienschreibmaschinen und Schnelldrucker

DATUM: 10.06.74 BLATT: 0188

LABORUNTERSUCHUNG FUER PATIENT: [illegible] ALTER: 49

KRANKENBLATTNUMMER: [illegible] STATION: 9UN

UNTERSUCHUNGS- DATUM	PATH. KENNZ.	METHODE	ERGEBNIS	DIMENSION	NORMALBEREICH
07.06.74	*	KALZIUM IM SERUM	3,4	MVAL/L	4,5 - 5.
10.06.74		KREATININ IM SERUM	0,85	MG/100ML	
		NATRIUM IM SERUM	140	MVAL/L	
		CHLORID IM SERUM	104	MVAL/L	
	*	KALIUM IM SERUM	5,2	MVAL/L	4,1 - 5.·
		KALZIUM IM SERUM	4,8	MVAL/L	

Abb. 4 Ergebnis-Ausdruck

Lage, durch Eingabe der Patienten-Adressen und von Nummern, die den zu untersuchenden Patienten-Proben im Labor vorgegeben werden, den Rechner so vorzubereiten, daß er die aus den Analysen-Apparaten kommenden Werte, die mit den genannten Nummern von den Analysen-Geräten on-line gemeldet werden, aufnimmt. Sie werden umgerechnet anhand der vom Rechner gleichfalls festgelegten Eichkurve und nach Kontrolle einer etwaigen Drift zusammen mit der vollständigen Patienten-Adresse ausgedruckt. Dieser Ausdruck geschieht in unserem Programm bei schnell benötigten Ergebnissen sofort, sonst nach Abschluß eines Arbeitstages. Dem Rechner sind sogenannte Normalbereiche für die einzelnen Analysen-Methoden vorgegeben und er kennzeichnet die außerhalb dieser Bereiche fallenden Werte. Ein Beispiel für einen solchen Ausdruck zeigt die Abb. 4. Alle Ergebnisse des gleichen Patienten werden zusammengedruckt und die Patienten werden außerdem noch nach Stationen bzw. Einsender geordnet. Voraussetzung ist ein System der positiven Probenerkennung durch Anhängen von Identifikations-Karten an die einzelnen Proben-Röhrchen bzw. durch Ablesen der Numerierung an den Proben-Magazinen. Dieses Lesesystem wurde von uns selbst entwickelt. In Abb. 5 werden die Röhrchen mit den anhängenden Code-Karten, in Abb. 6 deren Ablesung mit Hilfe eines elektronisch-optischen Lesegerätes gezeigt.

Die Codierung der Magazine ist in Abb. 7 an den eingeschlagenen „Nägeln" zu erkennen. Dabei ermöglicht eine von uns entwickelte elektronisch-optische Veränderung an den Probengebern einen Schnellvorschub der Magazine, wenn in ihnen Plätze unbesetzt bleiben. Auch etwaige Verdünnungsvorgänge werden

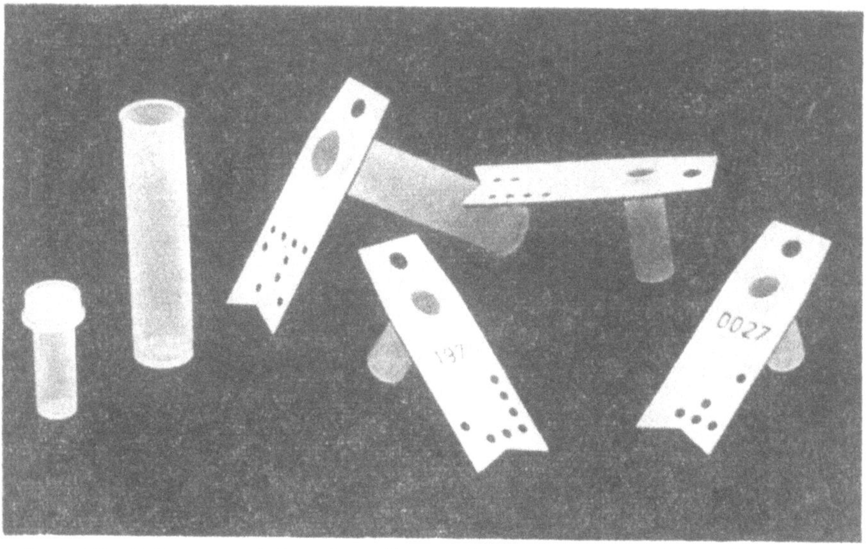

Abb. 5 Plastik-Reagenzgefäße mit codierten Anhängern zur positiven Probenidentifikation

hier automatisch erkannt. In Abb. 8 ist ein Überblick über den veränderten Probengeber mit der Magazin-Erkennung dargestellt.

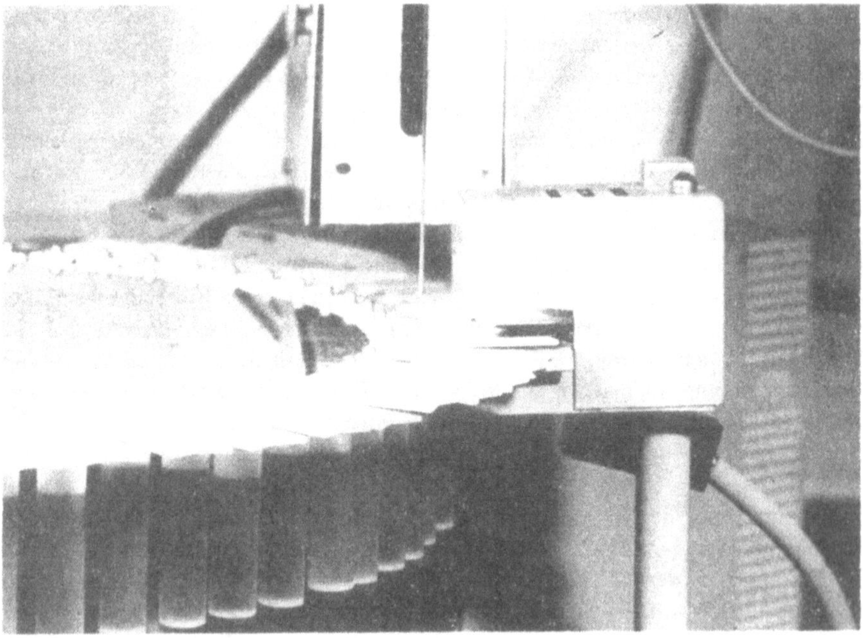

Abb. 6 Runder Probengeber von MLW mit selbstentwickeltem elektronisch-optischen Lesekopf für die Probenidentifikation

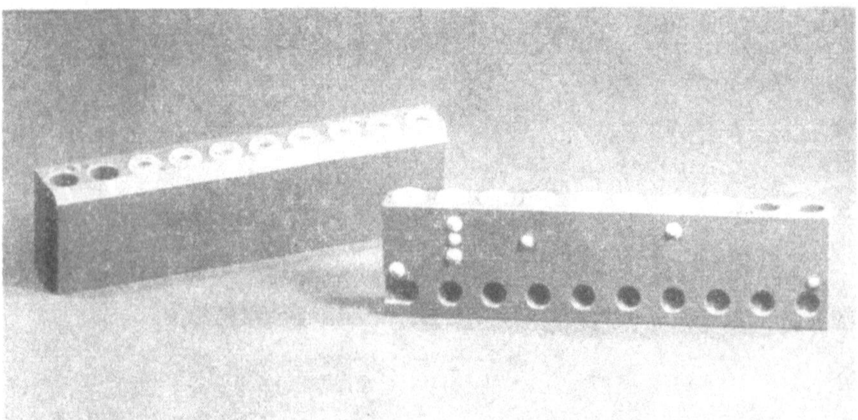

Abb. 7 Proben-Magazine für Viereckprobengeber von MLW: rechtes Magazin mit Codierung

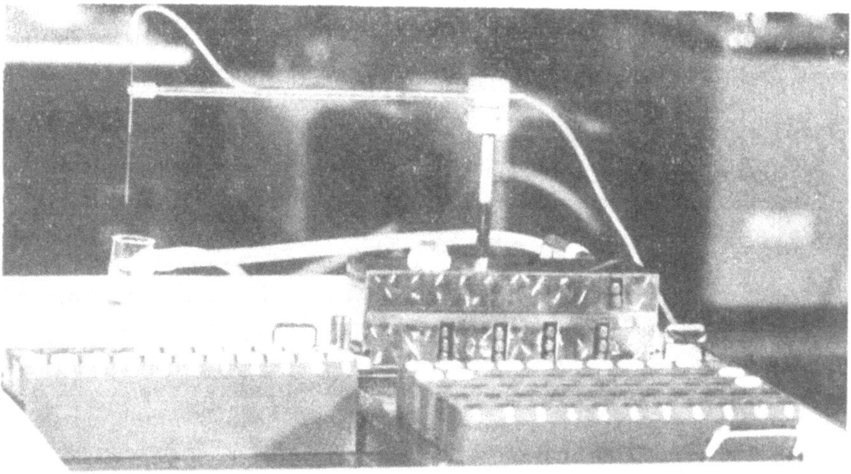

Abb. 8 Viereckprobengeber mit Magazinen, im Hintergrund selbstentwickeltes Gerät zur Erkennung der Magazin-Nummer, des Verdünnungsgrades und Einrichtung für Schnellvorschub bei nicht besetzten Probenplätzen

Dieses Rechensystem macht unsere mechanischen Analysenverfahren zu vollautomatischen Verfahren. Im Labor wird die Schreibarbeit eingespart. Durch die Ausarbeitung geeigneter Anforderungszettel und durch die Einführung von Aufklebern für Patienten-Adressen, die vom Rechenzentrum für jeden Patienten bei seiner Aufnahme vorgegeben werden, wird auch die Schreibarbeit für die Schwestern eingeschränkt. Die Ergebnis-Rückgabe erfolgt, wie gesagt, mittels Schnelldruckern. Diese Zettel können dem Krankenblatt des einzelnen Patienten beigelegt werden.

Ein solcher Rechneranschluß ist materiell aufwendig und erfordert auch Fach-Personal. Er ist nach unserer Meinung möglichst nur dann einzusetzen, wenn das klinisch-chemische Gesamtlabor angeschlossen werden kann, also alle Verfahren, auch die, die manuell erarbeitet werden. Wir erfassen mit Hilfe von Handeingabe-Einheiten alle von Hand erarbeiteten Verfahren bis hin zu hämatologischen Befunden, zum Beispiel Differentialblutbildern.

Hier sei eingefügt, daß es heute schon möglich ist, sogenannte hämatologische Automaten einzusetzen, die neben der Zählung der Erythrozyten und Leukozyten, neben der Bestimmung des Hämoglobins auch die Errechnung von MCH, MCHC und ähnlicher Parameter vornehmen können. Auch die Differenzierung der Blutzellen ist mittels Automaten möglich, wie das Beispiel des Hemalog D der Firma TECHNICON zeigt. Mit Hilfe von speziellen Färbungen wird eine Zelldifferenzierung vorgenommen, die es gestattet, Neutrophile, Lymphozyten, Monozyten, Eosinophile und Basophile sowie auch sogenannte große ungefärbte Zellen zu differenzieren. Diese Art der Differenzierung ist abweichend von den bisher üblichen Benennungen und die Hämatologen müßten sich an die neue Differenzierungs-Methode gewöhnen. Optisch-elektronische Differenzierverfahren gibt es ebenfalls schon, die vielleicht mehr den herkömmlichen Ergebnissen entsprechende Werte liefern.

Wir stehen auf dem Standpunkt, daß der Einsatz von vollautomatisierten Geräten sich nur in zentralisierten Großlabors ökonomisch wirklich lohnt. Auch nur hier können die notwendigen Rechengeräte zur Verfügung gestellt werden. Ebenso kann das für die Automaten notwendige ingenieur-technische und für die Rechner unabdingliche rechen-technische Fachpersonal konzentriert eingesetzt werden. Eine Zentralisierung der Laboratorien ist daher auch von der Seite des rationellen Einsatzes aufwendiger Geräte notwendig. Die fachliche Anleitung durch Fachärzte für Klinische Chemie und Laboratoriumsdiagnostik ist ebenfalls in Großlaboratorien zu gewährleisten. Wir wissen, daß durch eine solche Konzentration in Zentrallaboratorien bei entsprechendem Einsatz technischer Geräte eine erhebliche Einsparung an Personal eintritt. So ist ein österreichisches Kliniklabor bekannt, in dem 3 Hochschulkader und 6 medizinisch-technische Laborassistentinnen nur mit Automaten genau so viel Untersuchungen zustandebringen wie wir mit unserem Personal. Das vorbildlich eingerichtete Zentrallaboratorium im neuen Münchener Klinikum benötigt beispielsweise nur ein Neuntel des sonst üblichen Personals! Wir selbst fahren bei unserem Mechanisierungs-Grad unter Rechneranschluß zwei volle Schichten und eine verringerte Nachtschicht für die Klinische Chemie und Hämatologie mit nominell 36 medizinisch-technischen Laborassistentinnen, die jedoch durch Ausfälle auf zur Zeit 12 und weniger pro Schicht reduziert sind. Dabei erledigen wir alle komplizierteren Untersuchungen des Stufenplans für die Laboratoriumsentwicklung ohne die in die Stufe 0 fallenden Untersuchungen, d. h. ohne die herkömmlichen Urinuntersuchungen.

Ein Wort noch zur Ausbildung der medizinisch-technischen Laborassistenten: Sie muß auf die Belange der Laborautomatisation noch mehr als bisher ausgerichtet werden. Vor allem muß bei der Ausbildung schon ein Einblick in die Gerätebedienung und die Gerätewartung, worunter ich besonders die tägliche Pflege verstehen möchte, ausgerichtet sein.

Daß Zentrallaboratorien mit aufwendigem Gerätepark nur voll wirksam werden können, wenn ein sehr gut und auf die Stunde funktionierender Hol- und Bringedienst für das anzuliefernde Material bzw. für die Rücklieferung der Ergebnisse vorhanden ist, sei mit allem Nachdruck betont. Die Übersendung durch die Post kann nur ein schlechter Behelf sein.

Oft wird die Frage gestellt, wie es bei einer solchen Zentralisierung mit den sogenannten Forschungslaboratorien in den Kliniken bestellt sei. Das von mir in diesem Vortrag Dargelegte bezieht sich im wesentlichen auf Routineuntersuchungen, die natürlich auch Material für klinische Forschung liefern. Zentrallaboratorien sollten darüber hinaus in der Lage sein, mit ihrem Fachpersonal auch dem klinischen Forscher zur Seite stehen zu können und ihm auch Arbeitsplatz und Geräte anbieten zu können.

Zusammenfassend möchte ich sagen, daß die Weiterentwicklung von Analysen-Geräten zu Mehrkanal-Systemen, die diskontinuierlich arbeiten, auch bei uns im Gange ist und begrüßt werden muß. Auch der Schritt zur Entwicklung von größeren Analysen-Automaten, die viele Kanäle haben, für die sie die speziellen Anforderungen selbst auswählen, und die am Ende über ein Ausdruck-System verfügen mit positiver Zuordnung der Ergebnisse zu den Patienten-Adressen, wäre zu fordern. Grundvoraussetzung ist jedoch unbedingt der seit 1968 vorliegende Stufenplan zur Laborentwicklung des Ministeriums für Gesundheitswesens, die Zentralisierung der Routinelaboratorien unter fachlicher Anleitung und durch Einsatz eines entsprechenden leistungsfähigen Geräte-Parks.

Unsere Erfahrungen auf dem Gebiet der La製organisation mit Einsatz von Analysen-Geräten unter Rechneranschluß erlauben mir es, Nachnutzern das Angebot zur Unterstützung bei eigenen Projekten zu unterbreiten. Ich wäre dankbar, wenn unser Lösungsversuch der gestellten Aufgaben einen Fortschritt im Laboratoriumswesen bringen könnte.

FSC
www.fsc.org
MIX
Papier | Fördert
gute Waldnutzung
FSC® C083411

Zeitfracht Medien GmbH
Ferdinand-Jühlke-Straße 7
99095 Erfurt, Deutschland
produktsicherheit@kolibri360.de